BEI GRIN MACHT SICH IHR
WISSEN BEZAHLT

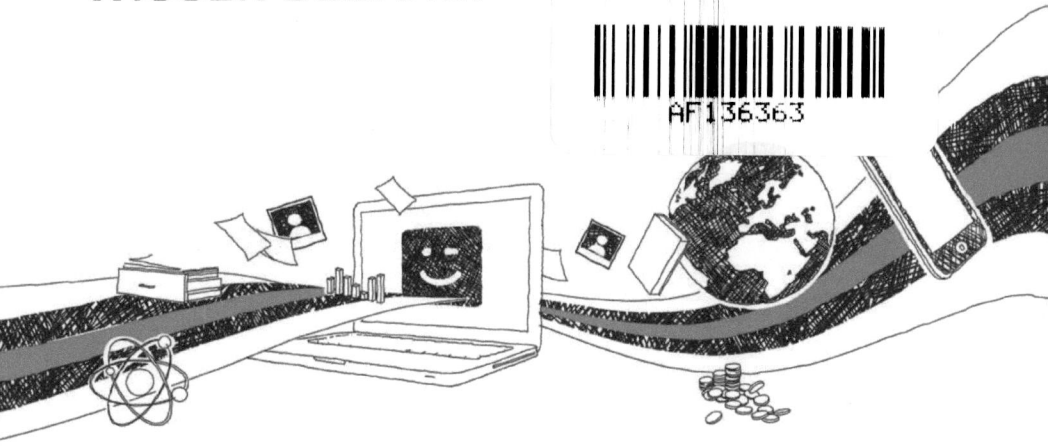

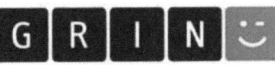

Selbstbestimmung bei Menschen mit geistiger Behinderung. Möglichkeiten der Förderung durch pädagogisches Handeln

Tammy Recht

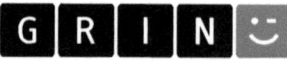

Bibliografische Information der Deutschen Nationalbibliothek:

Die Deutsche Nationalbibliothek verzeichnet diese Publikation in der Deutschen Nationalbibliografie; detaillierte bibliografische Daten sind im Internet über http://dnb.d-nb.de abrufbar.

ISBN: 9783346355508
Dieses Buch ist auch als E-Book erhältlich.

© GRIN Publishing GmbH
Nymphenburger Straße 86
80636 München

Druck und Bindung: Books on Demand GmbH, Norderstedt Germany
Gedruckt auf säurefreiem Papier aus verantwortungsvollen Quellen

Das Buch bei GRIN: https://www.grin.com/document/991924

Universität Trier

Fachbereich: Erziehungswissenschaft: Sozial- und
Organisationspädagogik (Bachelor)

Seminar: Menschen mit Behinderung als AdressatInnen
der Sozialpädagogik

Semester: 3 & 4

Abgabedatum: 30.09.19 Trier

Hausarbeit

Menschen mit geistiger Behinderung im Hinblick auf Selbstbestimmung

Wie ist es möglich mit Hilfe pädagogischen Handelns, Menschen mit Behinderung im
Hinblick auf Selbstbestimmung zu begleiten?

Inhalt

1. Einleitung

Diese wissenschaftliche Arbeit handelt von dem Thema Menschen mit geistiger Behinderung im Hinblick auf Selbstbestimmung. Menschen mit geistiger Behinderung brauchen eine gewisse Art der Unterstützung, sowie eine entsprechende Hilfe, damit sie trotz der Schwere ihrer Beeinträchtigung, ein selbstbestimmtes Leben führen können. Um dies zu ermöglichen, bedarf es ein erhöhter Hilfebedarf, welcher dazu verleitet, dass man das Leben der Menschen mit geistiger Behinderung als fremdbestimmt bezeichnet, vor allem derjenigen die an einer schweren Behinderung leiden.

Durch die Jahre hinweg mussten die Menschen mit jeglicher Behinderung viel über sich ergehen lassen, sie wurden entweder ausgegrenzt oder vorgeführt. In der römischen Antike wurden diese Menschen in Extremfällen, entweder ausgesetzt oder getötet, somit wurden sie wie uneheliche Kinder behandelt. Im Mittelalter wurde die Armenpflege eingeführt, aber auch in diesem Zeitalter wurde eine Behinderung als Strafe Gottes betitelt. Über die Neuzeit und den Anfang des 20. Jahrhunderts hinaus wurden die Menschen mit Behinderung in die „Krüppelpädagogik" eingeteilt. Heutzutage setzen sich viele Organisationen dafür ein, dass Menschen mit Behinderung mehr Rechte erfahren, welche als Inklusion definiert wird, um diesen Menschen ein gerechtes und selbstbestimmtes Leben zu ermöglichen.[1]

Durch meine eignen persönlichen Erfahrungen, welche sich in meiner Familiensituation ereignet haben, habe ich mich öfters mit diesem Thema beschäftigt, somit bot das Seminar im Modul Adressaten der Sozialpädagogik eine Möglichkeit mich näher mit dem Thema Menschen mit geistiger Beeinträchtigung im Hinblick auf ein selbstbestimmtes Leben zu befassen.

Zuerst werde ich, geistige Behinderung im Allgemeinen definieren um danach auf die unterschiedlichen Sichtweisen einzugehen. In diesem Sinn werde ich mich mit der Stigmatisierung und der Etikettierung befassen. Im weiteren Verlauf thematisiert die Hausarbeit den Begriff der Selbstbestimmung sowie die pädagogischen Handlungsansätze um Menschen mit geistiger Behinderung zur Selbstbestimmung zu begleiten. Darüber hinaus werden noch die Konsequenzen für das professionelle

---

[1] Lilian Masuhr (2012): https://leidmedien.de/geschichte/zur-geschichte-des-umgangs-mit-behinderung/ (Abruf 14.08.19)

Handeln erläutert die sich aus diesem Thema ergeben. Schlussendlich wird im Fazit versucht eine Antwort auf die gestellte Frage, welche lautet: „Wie ist es möglich mit Hilfe pädagogischen Handelns, Menschen mit Behinderung im Hinblick auf Selbstbestimmung zu begleiten?", zu finden.

2. Geistige Behinderung

Eine allgemeine Definition für geistige Behinderung gestaltet sich schwierig, denn dadurch müsste man sich eindeutig festlegen, was man bei diesem Begriff nicht erfüllen kann. Im Bundesteilhabegesetz (BTHG) wurde der Begriff der Behinderung im §2 Abs.1 SGB IX neu definiert und lautet:

> „Menschen mit Behinderungen sind Menschen, die körperliche, seelische, geistige oder Sinnesbeeinträchtigungen haben, die sie in Wechselwirkung mit einstellungs- und umweltbedingten Barrieren an der gleichberechtigten Teilhabe an der Gesellschaft mit hoher Wahrscheinlichkeit länger als sechs Monate hindern können" (§2 Abs. 1 SGB IX). [2]

Eine geistige Behinderung kann also eine Lernbehinderung sein, sowie eine seelische Behinderung um nur einige Beispiele dafür zu nennen.

Speck ist der Meinung, dass geistige Behinderung aus unterschiedlichen Teilbegriffen besteht, diese Teilbereiche müssen zu einem Ganzen zusammengeführt werden um den Begriff geistige Behinderung erfassen zu können. Für Speck besteht eine Behinderung aus einer Schädigung der Organe im Zentralnervensystem, sowie aus individuellen Persönlichkeitsfaktoren aber auch aus sozialen Einwirkungen (Speck 1999, S. 39).

Oft wird der Begriff nur aus der medizinischen Sichtweise definiert, es müssen aber auch andere Faktoren beachtet werden, wie die Pädagogische Definition um individueller und konkreter auf die Art der Förderung eingehen zu können. Diese Aspekte werden in den nächsten zwei Kapitel behandelt.

---

[2] https://www.gesetze-im-internet.de/sgb_9_2018/_2.html (Abruf 12.08.19)

2.1. Medizinische Definition

Wie oben schon erwähnt ist Speck der Meinung, dass Behinderung aus verschiedenen Teilbereichen zusammengestellt ist, somit ist es schwierig eine klare Diagnose der schwere der Behinderung zu ermitteln. Die Konsequenz davon ist wissenschaftlich bewiesen, indem nur bei der Hälfte der geistig Beeinträchtigten eine genaue Festlegung der Behinderung erfolgte (Speck 1999, S.45).

Die WHO (Weltgesundheitsorganisation) unterteilt geistige Behinderung in unterschiedliche Formen der Ausprägung ein, somit wird sie definiert als leichte, mittlere, schwere und schwerste Form der Beeinträchtigung. Die Weltgesundheitsorganisation hat zudem den ICD (International Classification of Diseases and Related Health Problems.) gegründet, dieser klassifiziert alle relevanten Krankheiten und durch ihren Diagnoseschlüssel können die Diagnosen weltweit einheitlich benannt werden.

Die Definition der geistigen Behinderung im ICD 10 lautet:

> Geistige Behinderung ist eine sich in der Entwicklung manifestierende, stehen gebliebene oder unvollständige Entwicklung der geistigen Fähigkeiten, mit besonderer Beeinträchtigung von Fertigkeiten, die zum Intelligenzniveau beitragen, wie z.B. Kognition, Sprache, motorische und soziale Fähigkeiten" (ICD 10, S.238).[3]

Speck unterteilt die Ursachen der Beeinträchtigung noch in Entstehungsphasen wie pränatale, sogenannte vorgeburtliche entstandene Beeinträchtigungsursachen, perinatale, sogenannte Beeinträchtigungsursachen, die durch Geburtskomplikationen entstanden sind und postnatale Beeinträchtigungsursachen (Speck 1999, S. 46).

Somit ist die medizinische Sichtweise eine der wichtigsten Sichtweise, denn sie versucht die Entstehung der Beeinträchtigung herauszufinden um danach die angemessenen Maßnahmen zu ermitteln, welche angewendet werden sollen. Um diese Maßnahmen zu verwirklichen spielt die pädagogische Sichtweise eine entscheidende Rolle.

---

[3] https://www.med-kolleg.de/icd/index.html (Abruf 15.09.19)

2.2. Pädagogische Definition

Die pädagogische Sichtweise, beinhaltet somit die pädagogische Förderung, welche in Erziehung und Therapie gegliedert ist. Die Hilfe in der Geistigbehindertenpädagogik erfolgt im Bezug auf die Lernmöglichkeiten und Lernbedürfnissen der Betroffen, denn die Konsequenz die sich aus der Beeinträchtigung des Lernens ziehen lässt, wird als Einschränkung eines selbstständiges und selbstbestimmtes Leben gesehen. Speck bezeichnet die pädagogische Hilfeart als eine dauerhafte Hilfebedürftigkeit, die sich auf die Lernbedürfnissen bezieht (Speck 1999, S.44). Wie auch in der medizinischen Definition von geistiger Behinderung spielt auch in der pädagogischen Definition der Schweregrad der Betroffenen eine wichtige Rolle. Je nachdem, wie beeinträchtig das Individuum ist werden auch die Betreuungs- und Erziehungsmaßnahmen angepasst. Im Mittelpunkt steht die „Person", somit werden die Bedürfnisse und individuellen Ressourcen abgestimmt und durch dieses Wissen wird versucht, ihnen eine selbstbestimmtes Leben zu ermöglichen. In diesem Sinne werden Unterforderung und Überforderung des geistig Beeinträchtigten, aber auch des professionellen Betreuers, versucht zu verhindern. Die pädagogische Sichtweise handelt nach dem Begriff, Hilfe zur Selbsthilfe, auf den Speck in seinen Veröffentlichungen einen Schwerpunkt setzt. Die pädagogische Sichtweise weist darauf hin, dass eine Beeinträchtigung nicht nur aus organischen und genetischen Schädigungen besteht, sondern das Verhalten und die Persönlichkeit werden auch durch soziale Prozesse geprägt. Somit gilt es diesen Aspekt in der pädagogischen Definition auch zu berücksichtigen (Speck 1999).

Durch die medizinische Definition und die pädagogische Definition wird sichtbar, dass es kompliziert ist eine exakte Definition von geistiger Behinderung zu erstellen. Es müssen unterschiedliche Aspekte analysiert werden um zu versuchen die Beeinträchtigung zu klassifizieren.

Welche Konsequenzen die geistige Behinderung mit sich trägt, wird im nächsten Kapitel deutlich. Die Etikettierung und Stigmatisierung der Betroffenen, kann auch als Beispiel genommen werden, warum es nicht so einfach ist Menschen mit geistiger Behinderung zu klassifizieren.

2.3. Etikettierung und Stigmatisierung

Der Begriff „geistig behindert" oder „behindert" wird heutzutage in der Öffentlichkeit oft verwendet auch wenn diese Menschen gar keine Behinderung haben, dennoch gilt es als „normal" diese Begriffe zu verwenden, wenn man jemand als „dumm" darstellen möchte.

Die Menschen die jedoch eine geistige Beeinträchtigung haben, werden oft in einen „Topf" geworfen, dabei haben diese Personen eigentlich nur eine Gemeinsamkeit und zwar den Stempel als geistig behindert zu gelten. In den vorgesehenen Einrichtungen befinden sich aber Menschen mit ganz unterschiedlichen Beeinträchtigungen, die einen haben eine Lernbehinderung, die anderen eine psychische Störung oder eine Mehrfachbehinderung. Es gibt Individuen denen man die Beeinträchtigung ansieht, bei anderen aber merkt man nicht sofort warum sie diese Einrichtung besuchen. Dieser Stempel von geistig behindert sorgt dafür, dass diese Menschen noch mit anderen Auswirkungen zu kämpfen haben, als nur mit ihrer Beeinträchtigung. Sobald feststeht, dass ein Mensch eine geistige Beeinträchtigung hat, wird dieser in der Gesellschaft auch so behandelt und man geht meistens „anders" mit ihnen um. Durch die Festlegung einer geistigen Beeinträchtigung und das darauffolgende Handeln der Gesellschaft wird der Mensch mit geistiger Beeinträchtigung im Laufe seines Lebens „behinderter". Denn die Gesellschaft reagiert oft im negativen Sinne auf die Beeinträchtigung auch wenn diese Reaktion meistens unbewusst stattfindet. Der geistig Beeinträchtigte. wird dann öfters mal mit Aussagen konfrontiert wie, er könne viele Sachen nicht machen wegen seiner Behinderung oder er wäre sein Leben lang auf Hilfe angewiesen (Pörtner 2003, S.17 ff).

Diese Aussagen machen deutlich, dass nicht nur die geistige Behinderung eine Herausforderung für den Betroffenen darstellt, sondern auch das soziale und persönliche Umfeld. Oftmals wird die Beeinträchtigung erst zur Problematik durch die Gesellschaft, auch die unterschiedlichen Kulturen tragen zur Problematik bei, denn was in den einen Kulturen als „normal" eingeordnet wird, wird in anderen Kulturen als eine geistige Beeinträchtigung angesehen (Pörtner 2003, S.19 ff).

Durch diesen Aspekt, unteranderem, entwickelte sich eine Selbstbestimmungsdebatte, damit Menschen mit geistiger Behinderung diesen Stempel in gewisser Weise ablegen können. Aber auch um zu beweisen, dass sie auch mit ihrer Beeinträchtigung ein Recht und die Möglichkeit auf ein selbstbestimmtes Leben haben.

3. Selbstbestimmung für Menschen mit geistiger Behinderung

3.1. Begriff Selbstbestimmung

Allgemein bedeutet Selbstbestimmung, selbst über das eigene Leben entscheiden zu können, wie zum Beispiel wie man aussehen will oder mit wem man sein Leben verbringen will. Somit besteht die Freiheit die eigene Persönlichkeit zu entfalten, solange man damit keinem anderen Menschen schadet, aber auch die Gesetze und Rechte von anderen müssen respektiert und eingehalten werden (Rohrer 2016).[4]

In der Behindertenpädagogik besteht Selbstbestimmung aus Autonomie, Unabhängigkeit und Kompetenz. Autonomie wird als Leben nach den eignen Gesetzen bezeichnet, sozusagen stellt sie das Recht auf Selbstbestimmung dar. Darüber hinaus wird Unabhängigkeit in der Selbstbestimmung als freier Wille der Entscheidungen in der gesellschaftlichen Interaktion erklärt und zeigt sich im Gegenzug zur Autonomie im Handeln der Zielvorstellungen des Betroffenen. Die letzte Begriffserklärung der Kompetenz wird als Fertigkeiten und Fähigkeiten dargestellt (Gerhardt 1999, S.38ff.).

Somit kann man sagen, dass Selbstbestimmung in der Behindertenpädagogik durch eine freie Entscheidungsäußerung über das individuelle Handeln, durch kognitive Fähigkeiten des Betroffenen, bestimmt wird.

Der Begriff Selbstbestimmung wird oft allgemein als Grundrecht für alle Individuen definiert und nicht im Bezug auf das bestimmte Thema der Behinderung. Die Selbstbestimmung wurde konkreter in der Heil- und Sonderpädagogik thematisiert, aufgrund dessen geschichtlichen Wandel. Denn aus den Epochen kristallisierte sich immer wieder heraus, dass Menschen mit jeglicher Behinderung kein Recht auf ein Selbstbestimmtes Leben hatten (Waldschmidt 2012, S.50).

3.2. Realisation von Selbstbestimmung

Durch den Duisburger Kongress der Lebenshilfe im Jahre 1994, der als Aufbruchstimmung mutierte, wurde als Startschuss einer Verbesserung der Lebensverhältnisse von Menschen mit Behinderung, außerhalb der Lebenshilfe betitelt.

---

[4] Rohrer, Jörg (2001): 1x1 des Bewusst-Seins: Persönliche Entwicklung als Lebenssinn. UTD Media: Oberurnen, Hamburg

Der Duisburger Kongress löste darüber hinaus eine Selbstbestimmungsdebatte aus die sich bis heute erstreckt hat (Weingärtner 2005, S. 11f.). Unterschiedliche theoretische Ansätze dieser Selbstbestimmungsdebatte werden im Folgenden erklärt.

Die erste Theorie von Martin Hahn, der Behinderung als Konstrukt sozialer Abhängigkeit erklärt, dass Menschen in einem gewissen Abhängigkeitsverhältnis mit dem professionellen Betreuer stehen. Somit besagt die Theorie, dass Menschen mit geistiger Behinderung eine spezielle Form der Unterstützung benötigen, um ihren Alltag selbstbestimmt meistern zu können. Durch das Abhängigkeitsverhältnis besteht die Gefahr, dass die professionellen Betreuer und die Betroffenen zu viel in das Abhängigkeitsverhältnis fallen. Somit wird die Selbstbestimmung bei Menschen mit Behinderung nach Hahns Modell realisiert, indem die soziale Abhängigkeit auf ein Minimum reduziert wird (Weingärtner 2005, S. 63ff.). [5]

Die zweite Theorie von Waldschmidt wird in einem heuristischen Modell der Konstruktion von Selbstbestimmung dargestellt. Dieses Modell besteht aus vier Konzepten, die aus den Begriffen, Selbstbeherrschung, Selbstinstrumentalisierung, Selbstthematisierung und Selbstgestaltung bestehen. Diese Konzepte sind darüber hinaus auch in verschiedene Epochen der Geschichte gegliedert. Die erste Konstruktion wird von Waldschmidt als Selbstbeherrschung beschrieben und bedeutet, dass menschliches Handeln auf der Vernunft beruht. Zum zweiten Konstrukt gehört die Selbstinstrumentalisierung, welche das Ziel hat, die eignen Interessen in Interaktions- und Kommunikationsprozessen zu verfolgen. Das dritte Konstrukt wird als Selbstthematisierung bezeichnet und bedeutet, dass die Selbstbestimmung als Selbstverwirklichung verstanden wird. Das vierte und letzte Konstrukt betitelt Waldschmidt als Selbstgestaltung, damit ist gemeint, wie die Betroffenen ihr Leben gestalten wollen und somit wie sie leben wollen (Waldschmidt 2012, S. 50ff.).

Die dritte Theorie besteht aus der Selbstbestimmung als sonderpädagogisches Handlungsprinzip, diese Theorie besagt, dass viele Möglichkeiten entwickelt wurden um in der Sonderpädagogik, die Arbeit mit den Menschen mit einer Beeinträchtigung, vereinfachen und verbessern sollen. Es wurden neun Prinzipien erstellt welche in der Sonderpädagogik unterschieden werden, diese bestehen aus Sozialraumorientierung,

---

[5] https://publikationen.uni-tuebingen.de/xmlui/bitstream/handle/10900/47332/pdf/ydisscopy.pdf?sequence=1 S.11-75.(Abruf: 11.09.19)

Teilhabe, Inklusion, Integration, Empowerment, Normalisierung, Lebensqualität, Prävention und Rehabilitation und Selbstbestimmung (Lindmeier 2012, S. 152ff.).

Diese Arbeit orientiert sich also an zwei Handlungsprinzipien von Lindmeier, die Selbstbestimmung, welche in diesem Kapitel erklärt wurde und das Empowerment - Konzept, welches im folgenden Kapitel erklärt wird. Vorab ist zu erwähnen, dass Selbstbestimmung und Empowerment oft als Eins verstanden wird, doch Selbstbestimmung wird definiert, als Entscheidungen über das Handeln, Verhalten oder den eignen Körper von den Betroffenen treffen. Im Gegenzug wird das Empowerment-Konzept, als Konzept bezeichnet, welches den Menschen mit geistiger Beeinträchtigung helfen soll, die eignen Stärken herauszufinden und zu fördern, damit sie eigenständiger handeln können.

3.3. Empowerment

Im Sinne der Selbstbestimmung von Menschen mit geistiger Behinderung wird der Begriff Empowerment erwähnt. Dieser Begriff stammt aus dem englischen Raum und bedeutet soviel wie „Befähigung". Die Autoren Theunissen und Plaute haben dem Empowerment Begriff eine ganz eigene Definition gegeben und zwar benennen sie den Begriff als einen Prozess, in dem Betroffenen ihre Angelegenheiten selbst regeln wollen, dafür ihre eigene Fähigkeiten nutzen aber sich auch Kritik bewusst werden, somit eigene Kräfte entwickeln und schlussendlich soziale Ressourcen nutzen. Das Empowerment-Konzept ist der Meinung, dass die Menschen mit Behinderung selbst verantwortlich sind, für die Bewältigung und Gestaltung des eignen Lebens. Durch einen Betreuer soll dies realisiert werden, indem er eine Hilfestellung darstellt und dem Menschen mit Behinderung helfen soll ein selbstbestimmtes Leben führen zu können (Theunissen & Plaute 1995, S.12).

Röh teilt den Begriff Empowerment analytisch in zwei Teile ein, zum einen in den Bereich Förderung von Fähigkeit und Kompetenzen und zum anderen in den Bereich der Entwicklung von Kraft durch individuelle Kompetenzen sowie durch Partizipation (Röh 2009, S.171 ff.).

Herriger erwähnt in seinem Buch vier Ebene auf denen das Empowerment- Konzept abläuft. Die erste Ebene benennt er als Einzelfallhilfe (subjektorientiertes Empowerment), diese Ebene wird durch die personenbezogene Veränderung des Selbstwertgefühls bezeichnet, welche zum Beispiel durch persönliche Zukunftspläne erreicht werden kann. Die zweite Ebene wird als gruppenorientiertes Empowerment beschrieben, dadurch werden Menschen mit ähnlichen Problemen oder Interessen verbunden, was Isolation vermeiden und Solidarität bestärken soll. Auf der dritten Ebene des Empowerment-Konzepts, wird die Partizipation gestärkt, dieses Ziel wird zum Beispiel in Selbsthilfegruppen erreicht, dieses Ebene wird als organisationbezogenes-Empowerment benannt. Die letzte und vierte Ebene wird als sozialraumbezogenes Empowerment beschrieben, in dieser Ebene wird im Sozialraum wie Stadtteil, Bezirk oder Kommune die Teilhabe an politischen Prozessen bestärkt (Herriger 2014, S.81 ff.).

Wichtig zu erwähnen ist, dass das Empowerment- Konzept nicht dazu dient, dass Menschen mit geistiger Behinderung nicht einfach sich selbst überlassen werden, sondern durch dieses Konzept soll eine assistierende Hilfe entstehen, damit eine quantitative und qualitative Selbstbestimmung und individuelle Autonomie entstehen kann. Durch das Empowerment-Konzept ergab sich eine Veränderung der professionellen Beziehung zwischen den Helfern und den Menschen mit geistiger Behinderung. Diese Veränderung zeichnet sich darin aus, dass der professionelle Helfer als Vertrauensperson für die Menschen mit geistiger Behinderung fungiert und sich somit von der gewissen Hierarchie zwischen den beiden entfernt wird (Theunissen & Plaute 1995, S. 22). Die Konsequenz welche sich aus diesem Konzept erschließt ist, dass eine ständige kritische Reflexion im Hinblick auf die eigenen Arbeit des professionellen Helfers stattfinden muss, damit das Empowerment- und Selbstbestimmungskonzept erfolgreich sind, sowie die kognitive Überforderung der geistig behinderten Menschen zu vermeiden. Damit geistig behinderten Menschen mehr Selbstbestimmung erlangen, sollen sie mitbestimmen dürfen welche Maßnahmen zur individuellen Förderung angewendet werden, sollen aber auch eine Mitentscheidung haben was Fachkräfte, wie Ärzte, Therapeuten oder Pädagogen mit ihrem Körper machen dürfen (Theunissen & Plaute 1995, S. 23ff.).

Somit sollen nach dem Empowerment-Konzept alle Bereiche wie Wohnen, Arbeit aber auch die medizinischen Bereiche, die Wünsche des Menschen mit geistiger Behinderung berücksichtigt werden (Theunissen & Plaute 1995, S.18ff.).

Damit die Selbstbestimmung von Menschen mit geistiger Behinderung erfolgreich ist, wurden verschiedene pädagogische Handlungsansätze entwickelt um diese Menschen zur Selbstbestimmung zu begleiten.

4. Pädagogische Handlungsansätze um Menschen mit geistiger Behinderung zur Selbstbestimmung zu begleiten

Die professionellen Betreuer von Menschen mit geistiger Behinderung, müssen ein gewisses Feingefühl in ihrer Arbeit beweisen, damit sie die Betroffenen erfolgreich in ihrer Situation begleiten können. Im Sinne der Selbstbestimmung müssen die Betreuer viel mit den geistig behinderten Menschen reden und herausfinden welche Vorstellung sie von der Gestaltung ihres eignen Lebens haben. Die professionellen Begleiter sollen den Betroffenen in allen Bereichen helfen wo sie gebraucht werden, ob das beim Essen ist oder wie sie mit Geld umgehen sollen, ist, liegt letztendlich bei den Bedürfnissen der Menschen mit geistiger Beeinträchtigung. Kleine Schaars ist der Meinung, dass man Menschen mit geistiger Behinderung keine Hilfe ist, wenn man sie bevormundet oder bemitleidet, dies würde sich negativ auf die Selbständigkeit der Menschen mit geistiger Behinderung ausüben. Somit muss sich auch die Arbeit des Betreuers ändern, denn er muss lernen, den Menschen den er jahrelang betreut hat, loszulassen und die Verantwortung an den geistig behinderten zu überlassen (Kleine Schaars 2003, S. 26 ff.).

Es existieren verschiedenen Ideen nach Theunissen die wichtig sind für die Arbeit mit geistig behinderten Menschen, somit sollen die Wünsche des Klienten berücksichtigt werden, er soll selbst entscheiden können, was unternommen wird, ob spazieren gehen oder fernsehen schauen. Aber auch soll die Privatsphäre und Intimität berücksichtig werden, vor allem sollen auch die Grundbedürfnisse des Klienten gesichert werden (Theunissen & Plaute 1995, S.160ff.).

Wagner hat sich mit verschiedene Handlungsansätze beschäftigt, welche sich an das Empowerment-Konzept anschließen, um Menschen mit geistiger Behinderung im Hinblick auf mehr Selbstbestimmung zu begleiten. Ich habe mich für vier Handlungsansätze entschieden, welche ich für wichtig empfinde, im Zusammenhang wie sich professionelle Begleiter verhalten sollen, die in dieser Hausarbeit näher erläutert werden (Wagner 2001). [6]

Zum ersten soll der geistig behinderte Mensch ernst genommen werden, da der professionelle Begleiter als Vertrauensperson fungieren soll, muss er dem Menschen mit einer geistigen Beeinträchtigung das Gefühl geben, dass dieser ernstgenommen wird. Zu diesem Punkt gehört auch, dass er passende Wörter findet um mit ihm zu

---

[6] http://schleich-brilon.net/empowerment..pdf (Abruf 15.09.19)

kommunizieren, somit soll er nicht mit einem Kleinkind reden wie mit einem Erwachsenen und mit einem Erwachsenen nicht wie mit einem Kleinkind. Egal mit welchen Problemen der Klient sich beschäftigt, ob es für den Begleiter als wichtig empfunden wird oder nicht, sie müssen ernstgenommen werden. In diesem Handlungsansatz ist es wichtig, dass die Abmachungen und Versprechen zwischen dem professionellen Helfer und dem geistig Beeinträchtigten eingehalten werden müssen (ebd).

In dem zweiten ausgewählten Handlungsansatz geht es darum, dass die Menschen mit geistiger Behinderung ermutigt werden. Wünsche und Kritik, äußern zu können. Die Arbeit des professionellen Begleiters ist, dass er dem Betroffenen ans Herz legen muss, dass er seine Wünsche und seine Kritik äußern soll. Dadurch wird dem Betreuer ermöglicht, besser auf die individuellen Bedürfnisse des geistig behinderten Menschen einzugehen zu können (ebd).

Im dritten Handlungsansatz geht es darum, Verständnis für ein fehlerhaftes Verhalten zu zeigen. Dadurch, dass der professionelle Helfer dem geistig behinderten Menschen mehr Freiraum lässt, sich zu entfalten, ist es nicht zu vermeiden, dass er dadurch Fehler macht. Durch diese Fehler soll der Betroffene aber auf keinen Fall bestraft werden, denn dies kann die Lust am Lernen aber auch das Treffen von Entscheidungen, welche selbständig getätigt werden sollen, reduzieren oder sogar zum Stillstand bringen. Deswegen soll der professionelle Helfer, Verständnis für den geistig beeinträchtigten Menschen aufzeigen (ebd).

Der letzte wichtige Handlungsansatz besteht darin, Bevormundung zu vermeiden. Die Voraussetzung für die Empowerment-Prozesse ist, dass der professionelle Helfer und der Betreute sich auf der gleichen Ebene begegnen müssen. Durch diesen partnerschaftlichen Umgang entsteht ein vertrauensvolles Verhältnis zwischen den beiden Beteiligten. Somit findet keine Bevormundung von dem professionellen Betreuer gegenüber dem geistig beeinträchtigten Menschen statt. Durch ein angebotenes Beratungsgespräch von der Betreuerseite können sich beide Seiten austauschen, um ihren Standpunkt zu vermitteln (ebd).

Diese genannte Handlungsansätze sollen, eine vertrauliche Beziehung zwischen dem professionellen Helfer und den Menschen mit geistiger Behinderung aufbauen, damit diesen Menschen, der Weg in ein selbstbestimmtes Leben ermöglicht werden kann (ebd).

5. Konsequenzen für professionelles Handeln

5.1. Werte, Einstellungen und Bereitschaft der Mitarbeiter

Durch das Empowerment-Konzept und die erwähnten pädagogischen Handlungsansätze, soll den Menschen mit geistiger Beeinträchtigung geholfen werden, ihrer Hilflosigkeit zu entfliehen und ein, nach ihren Bedürfnissen, selbstbestimmtes Leben führen zu können. In dieser Hinsicht haben die betreffenden Betreuer eine hohe Verantwortung gegenüber den Betroffenen, nur durch eine ständige selbstkritische Reflexion ihrer Arbeit können sie eine qualifizierte pädagogische Arbeitsweise garantieren. In der sozialen Arbeit sind Grundvoraussetzungen einer erfolgreichen Hilfe, Partizipation und Reflektion, dadurch, dass der professionelle Helfer mit dem Betroffenen die Stärken und Ressourcen reflektiert, können versteckte aber auch vorhandenen Talente, Fähigkeiten oder Interessen entdeckt werden. Diese „Spurensuche" kann helfen angepasster an die Bedürfnisse des Betroffenen zu reagieren und agieren. Darüber hinaus ist es wichtig, dass die professionellen Helfer zusätzlich auf die Entscheidungs- und Handlungsbedürfnisse von Menschen mit geistiger Beeinträchtigung eingehen und ihnen dabei helfen diese zu realisieren. Genau so wichtig ist das gleichberechtigte Verhältnis wie im obigen Kapitel schon erwähnt, damit ein Vertrauen zwischen dem professionellen Helfer und dem Adressaten entstehen kann (Theunissen 1998, S.163).

Auch wenn der Mensch mit geistiger Behinderung und seine Bedürfnisse im Vordergrund stehen, dürfen aber verschiedene Grenzen nicht überschritten werden, zu diesen Grenzen gehören Menschenrechte aber auch gesellschaftliche Werte.

Die veränderte Beziehung zwischen dem Betreuer und dem Betroffenen soll zum parteilichen Handeln verhelfen. In diesem Sinne müssen die Mitarbeiter sozialer Dienste ihre Arbeitsweise verändern, vor allem die Mitarbeiter, die schon jahrelang in ihrem Bereich arbeiten. Die Konsequenz für die Mitarbeiter, die sich aus dem Empowerment-Konzept bezieht, ist, dass sie nach neuen Werten agieren müssen und vor allem neue Kompetenzen, im Hinblick auf die Interaktion mit den Menschen mit geistiger Beeinträchtigung erwerben müssen, um ihren Bedürfnissen gerecht zu werden.

Diese Veränderung bezieht sich auch auf den ständigen Austausch mit den Betroffenen und andere Beteiligten, wie Fachkräfte aber auch Angehörigen welcher gewährleistet sein muss.

Im nächsten Kapitel wird die Rolle des professionellen Helfers thematisiert.

5.2. Rolle des professionellen Helfers

Im Sinne der helfenden Form der Alltagbewältigung, soll der Mensch mit geistiger Behinderung selbst entscheiden können, wo, wann und wie die entsprechende Hilfe angewendet werden soll. Die Bezeichnung des professionellen Helfers hat sich über die Jahre hinweg verändert, somit geht es nicht mehr ums Betreuen, sondern ums Assistieren der Betroffenen. Diese Umformulierung des Begriffes, wird als Begleitung und Unterstützung bezeichnet, dies soll ihnen aber nicht aufgedrängt werden und der Assistent des Betroffenen muss viel Geduld in seiner Arbeit ausweisen.

Normallerweise agieren die professionellen Helfer immer im Sinne des Betroffenen und sind darauf bedingt, die Betroffenen zu schützen, diese Ansicht müssen sie aber in der Behindertenarbeit ablegen. Denn dadurch, dass die Betroffenen Fehler machen und der professionelle Helfer nicht immer direkt eingreift und die Fehler zulässt, werden eigenen Erfahrungen gemacht dazu gehören auch negative Erfahrungen. Somit wird dem Betroffenen die Möglichkeit gegeben sich selbst zu definieren und dem Helfer soll dies eine Hinterfragung des Verhaltens ermöglichen, somit kann er die Bedürfnisse und die Wünsche des Betroffenen besser erkennen (Greving & Gröschke 2000, S. 209f.).

Die negative Konsequenz der Interpretation des professionellen Helfers, der Bedürfnisse des Betroffenen ist, dass sie diese in ihrem eignen Sinn verwirklichen und nicht im Sinne des Betroffenen. Um dies zu verhindern muss der Assistent des Menschen mit geistiger Beeinträchtigung, durch die erworbenen Erfragungen in der Arbeit mit dem Betroffenen intuitives Verstehen und Begegnen üben. Damit das Vertrauen zwischen dem Betroffenen und dem professionellen Assistenten gelingt, ist es notwendig, dass der Betreuer in ein empathisch-kommunikatives Verhältnis mit dem Menschen mit geistiger Behinderung tritt, in dem er die Gesten und Bewegungen des Betroffenen dialogisch beantwortet. Somit wird dem Betroffenen ein positives Gefühl gegenüber gebracht und hilft zur Verwirklichung der Selbstbestimmung, denn wenn das Vertrauen nicht da ist können auch die besten Methoden nicht helfen (Theunissen 1998, S. 159).

Für die gesellschaftliche und soziale Integration in der Arbeit mit Menschen mit einer geistigen Behinderung gilt immer die Devise, Hilfe zur Selbsthilfe, welche durch Lernangebote und Hilfen ausgezeichnet wird. Dadurch sollen die Rechte, Bedürfnisse und Perspektiven behinderter Menschen ernst genommen und respektiert werden.

6. Fazit

In diesem Kapitel werden nochmal alle erarbeiteten Themen zusammengefasst und versucht auf die gestellte Frage, wie es möglich ist mit Hilfe pädagogischen Handelns, Menschen mit Behinderung im Hinblick auf Selbstbestimmung zu begleiten, eine Antwort zu geben.

Im Verlauf der Arbeit wird immer wieder deutlich, dass es nicht selbstverständlich angesehen wird, dass Menschen mit geistiger Behinderung ein Recht auf Selbstbestimmung haben. Durch seine Beeinträchtigung und die soziale Abhängigkeit, sowie der Grad der Beeinträchtigung, aber auch die Bedürfnisse und Wünsche des Individuums sind Faktoren, die, die Selbstbestimmungsmöglichkeiten beeinflussen. Jedoch sind Menschen mit einer geistigen Behinderung auf Hilfe und Unterstützung, eines professionellen Begleiters angewiesen, sonst wäre es für sie fast unmöglich ihren Alltag zu meistern. Die Schwierigkeit besteht also darin, dass die professionellen Helfer nicht nur die Abhängigkeit sehen sollen, denn dadurch wird es nicht einfacher für den Betroffenen mehr Selbstständigkeit und Selbstbestimmung zu erlangen. Die professionellen Helfer sollen demnach nicht nur das Ziel vor Augen haben und sondern auch nicht darauf beharren den Betroffen eigenständig zu machen, denn dadurch geht oftmals das Vertrauen und das Wohlbefinden des Menschen mit einer geistigen Behinderung verloren.

Das entwickelte Empowerment- Konzept ist somit eine erfolgreiche Leitidee, denn dadurch wird der Betroffene nicht auf seine Beeinträchtigung reduziert, was leider oft der Fall ist, sondern dieses Konzept legt den Schwerpunkt auf seine Bedürfnisse und Ressourcen. Jeder Mensch hat Bedürfnisse und Wünsche, die er befriedigt haben will, wieso soll dies bei einem Menschen mit einer geistigen Beeinträchtigung nicht der Fall sein. In diesem Sinne soll veranschaulicht werden, dass auch die Menschen mit einer geistigen Beeinträchtigung sich weiterentwickeln können, wie jeder andere Mensch auch. Die Aufgabe des professionellen Begleiters ist also, die Betroffenen nicht zu bemuttern oder bevormunden, sondern ihnen Möglichkeiten aufzuzeigen wie sie ihren Alltag selbstständig bewältigen können. In einem parteilichen Umgang sollen die professionellen Helfer den Beeinträchtigten assistieren und unterstützen, wenn es nötig ist.

Wagner ist der Meinung, dass Menschen mit geistiger Behinderung in der Lage sind ein selbstbestimmtes Leben zu führen, sowie individuelle Entscheidungen zu treffen, wenn man ihnen das Vertrauen schenkt, dass sie das machen können. Ob es den Betroffen gelingt ein selbstbestimmtes Leben führen zu können, hängt von dem professionellen Helfer ab. Ihre Arbeit besteht darin, den Beeinträchtigten auf ihrem Weg in allen Bereichen wo es nötig ist, zu unterstützen und ihre Macht abzulegen, somit erreichen sie, dass die Menschen mit einer geistigen Beeinträchtigung, die Kontrolle über ihr eignes Leben erlangen. Leider fehlt den professionellen Helfer die nötige Ausdauer diese Prozedur durchzuziehen, denn es ist viel leichter über die Betroffenen hinweg zu entscheiden. Jedes Individuum ist anders, der eine braucht vielleicht etwas länger Zeit um Vertrauen zu fassen oder benötigt einen längeren Zeitraum um sich zu entscheiden, dies ist für den professionellen Helfer der unter Zeitdruck steht nicht von Vorteil, somit kommt es öfters vor, dass man über den Kopf des Menschen mit geistiger Beeinträchtigung entscheidet. Dies ist kontraproduktiv und somit nicht auf die Bedürfnisse des Beeinträchtigten abgestimmt, was das Vertrauen zwischen dem professionellen Helfer und dem Betroffen beeinträchtigen was wiederum der Weg zur Selbstbestimmung beschädigt. In diesem Zusammenhand ist eine eigenständige Reflexion der eignen Arbeit nötig (Wagner 2001).

Schlussendlich kann man zusammenfassend auf die gestellte Frage wie es möglich ist mit Hilfe pädagogischen Handelns, Menschen mit Behinderung im Hinblick auf Selbstbestimmung zu begleiten, sagen, dass es möglich ist ein selbstbestimmtes Leben mit einer geistigen Behinderung zu führen. Ob dies gelingt hängt wie gesagt von den Fähigkeiten des professionellen Begleiters ab. Es gibt diverse Möglichkeiten die Beeinträchtigten zu unterstützen, welche im Kapitel der pädagogischen Handlungsansätze um Menschen mit geistiger Behinderung zur Selbstbestimmung zu begleiten, erwähnt wurden. Wenn man sich an diese Handlungsansätze hält, wie zum Beispiel den Betroffenen nicht zu bevormunden oder den Beeinträchtigten zu ermutigen Kritik und Wünsche zu äußern und seine Arbeit und sich selbst als professionellen Helfer ständig reflektiert, ist der Betroffene auf einem guten Weg das Ziel, ein selbstbestimmtes Leben führen zu können zu verwirklichen.

7. Literaturverzeichnis

Gerhardt, Volker (1999): Selbstbestimmung - das Prinzip der Individualität. Reclam, Ditzingen Verlag: Stuttgart S. 38-50.

Greving, Heinrich & Gröschke, Dieter (2000): Ein praxeologisches Fazit oder Versuch einer Zwischenbilanz. In: H. Greving u. D. Gröschke (Hrsg.): Geistige Behinderung. Reflexionen zu einem Phantom. Ein interdisziplinärer Diskurs um einen Problembegriff. Klinkhardt Verlag: Bad Heilbrunn S. 209-210.

Herriger, Nobert (2014): Empowerment in der Sozialen Arbeit: Eine Einführung. Kohlhammer Verlag: Stuttgart: 5., aktualisierte und erweiterte Auflage S.81-90.

Kleine Schaars, Willem (2003): Durch Gleichberechtigung zur Selbstbestimmung. Menschen mit geistiger Behinderung im Alltag unterstützen. Betz Verlag: Weinheim, Basel, Berlin S.26-35.

Lindmeier, Christian (2012): Pädagogik bei Behinderung und Benachteiligung. Kohlhammer Verlag: Stuttgart S.152-166.

Pörtner, Marlis (2003): Brücken bauen – Menschen mit geistiger Behinderung verstehen und begleiten. Klett – Cotta Verlag: Stuttgart S.17-32.

Röh, Dieter (2009): Soziale Arbeit in der Behindertenhilfe. Ernst Reinhardt Verlag: München, Basel S.171-188.

Speck, Otto (1999): Menschen mit geistiger Behinderung und ihre Erziehung: ein heilpädagogisches Lehrbuch. E. Reinhardt Verlag: München, Basel S.39-47.

Theunissen, Georg (1998): Selbstbestimmung und Empowerment handlungspraktisch buchstabiert. Zur Arbeit mit Menschen, die als geistig schwer behindert gelten. In: Bundesvereinigung Lebenshilfe für Menschen mit geistiger Behinderung e.V. (Hrsg.): Vom Betreuer zum Begleiter. Eine Neuorientierung unter dem Paradigma der Selbstbestimmung. Lebenshilfe-Verlag: Marburg S. 159-164.

Theunissen, Georg & Plaute, Wolfgang (1995): Empowerment und Heilpädagogik: ein Lehrbuch. Lambertus Verlag: Freiburg im Breisgau S.12-170.

Waldschmidt, Anne (2012): Selbstbestimmung als Konstruktion: Alltagstheorien behinderter Frauen und Männer. VS Verlag für Sozialwissenschaften: Wiesbaden: 2. Auflage S.50-65.

Sekundarliteratur

Rohrer, Jörg (2001): 1x1 des Bewusst-Seins: Persönliche Entwicklung als Lebenssinn. UTD Media: Oberurnen, Hamburg.

Onlinequellen:

Wagner, Andreas (2001): Empowerment. Möglichkeiten und Grenzen geistig behinderter Menschen zu einem selbstbestimmten Leben zu finden. http://schleich-brilon.net/empowerment..pdf (Abruf 15.09.19)

Weingärtner, Christian (2005): Selbstbestimmung und Menschen mit schwerer geistiger Behinderung. Tübingen. https://publikationen.uni-tuebingen.de/xmlui/bitstream/handle/10900/47332/pdf/ydisscopy.pdf?sequence=1 S.11-75.(Abruf: 11.09.19)

Lilian Masuhr (2012): https://leidmedien.de/geschichte/zur-geschichte-des-umgangs-mit-behinderung/ (Abruf 14.08.19)

https://www.gesetze-im-internet.de/sgb_9_2018/_2.html (Abruf 12.08.19)

https://www.med-kolleg.de/icd/index.html (Abruf 15.09.19)

BEI GRIN MACHT SICH IHR WISSEN BEZAHLT

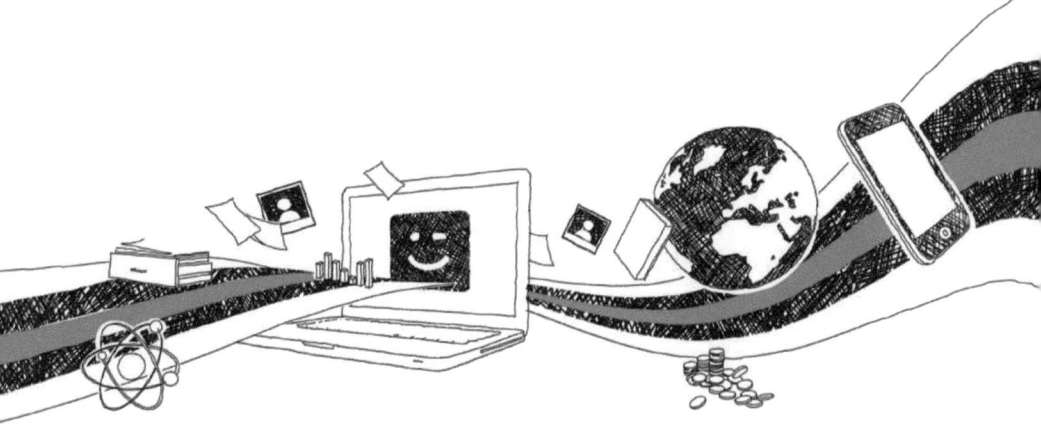

- Wir veröffentlichen Ihre Hausarbeit, Bachelor- und Masterarbeit

- Ihr eigenes eBook und Buch - weltweit in allen wichtigen Shops

- Verdienen Sie an jedem Verkauf

Jetzt bei www.GRIN.com hochladen und kostenlos publizieren

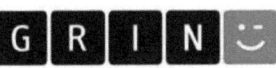